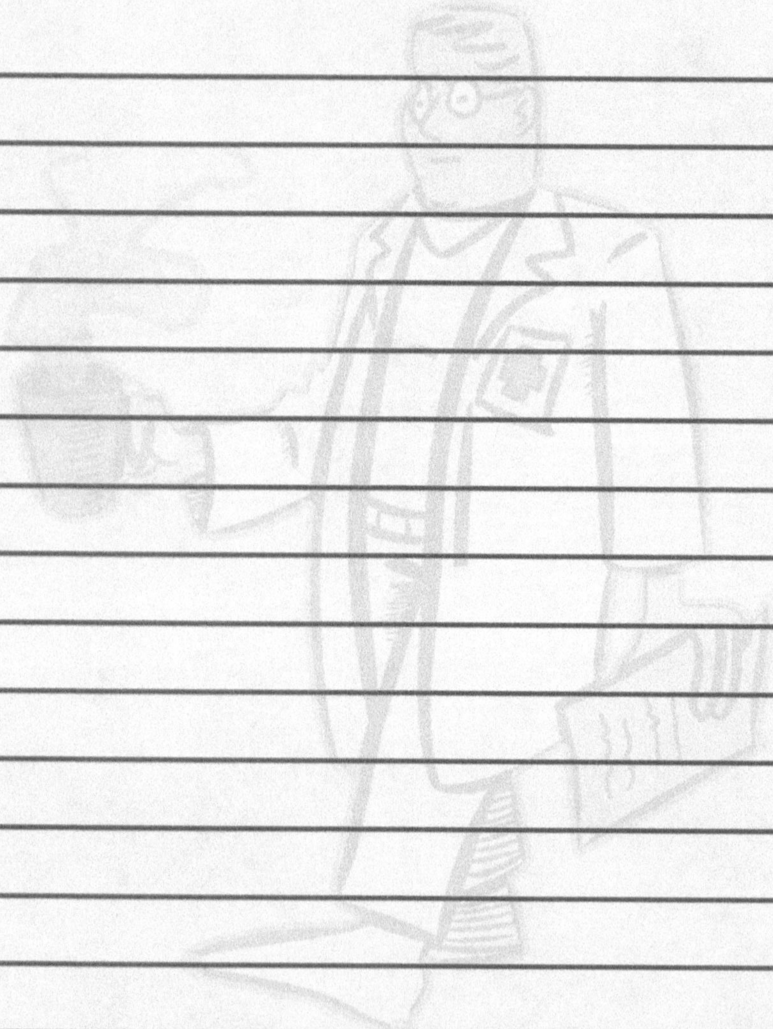

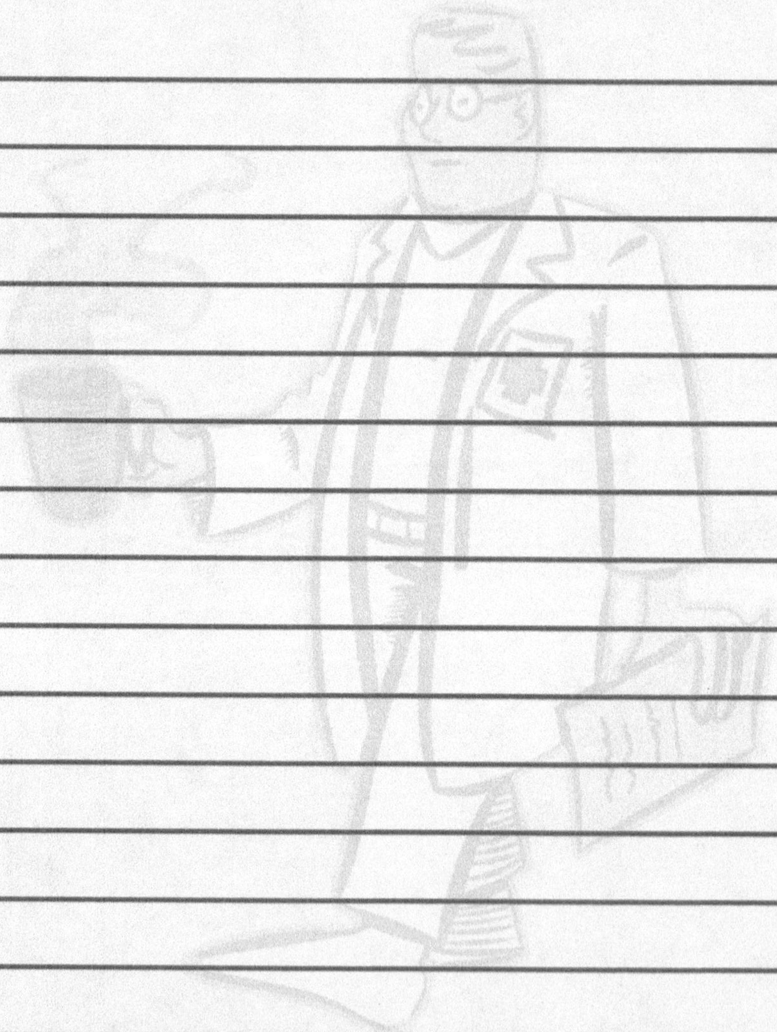

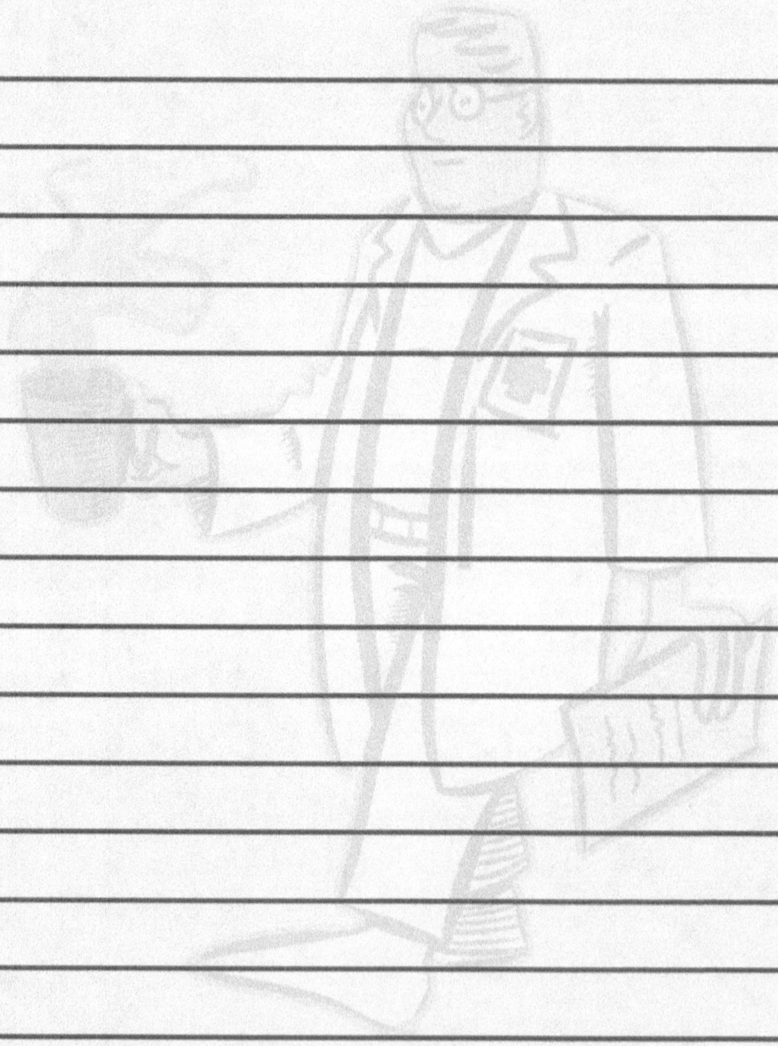

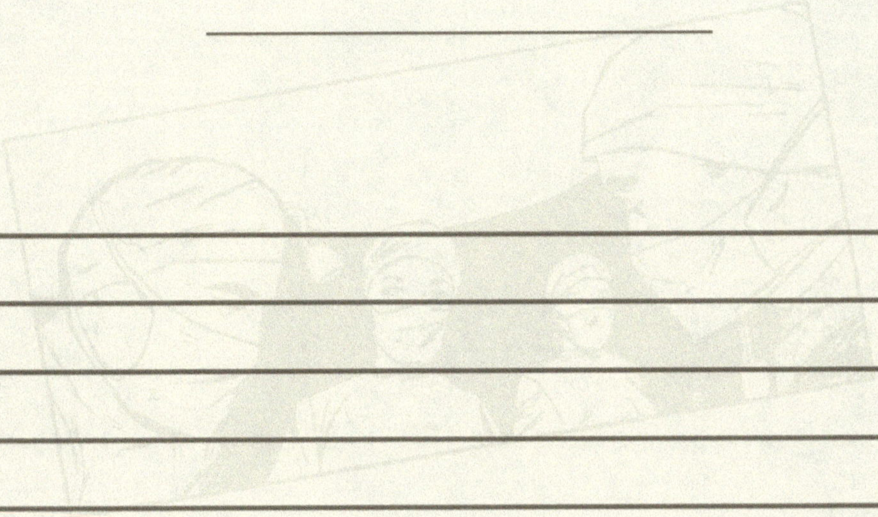

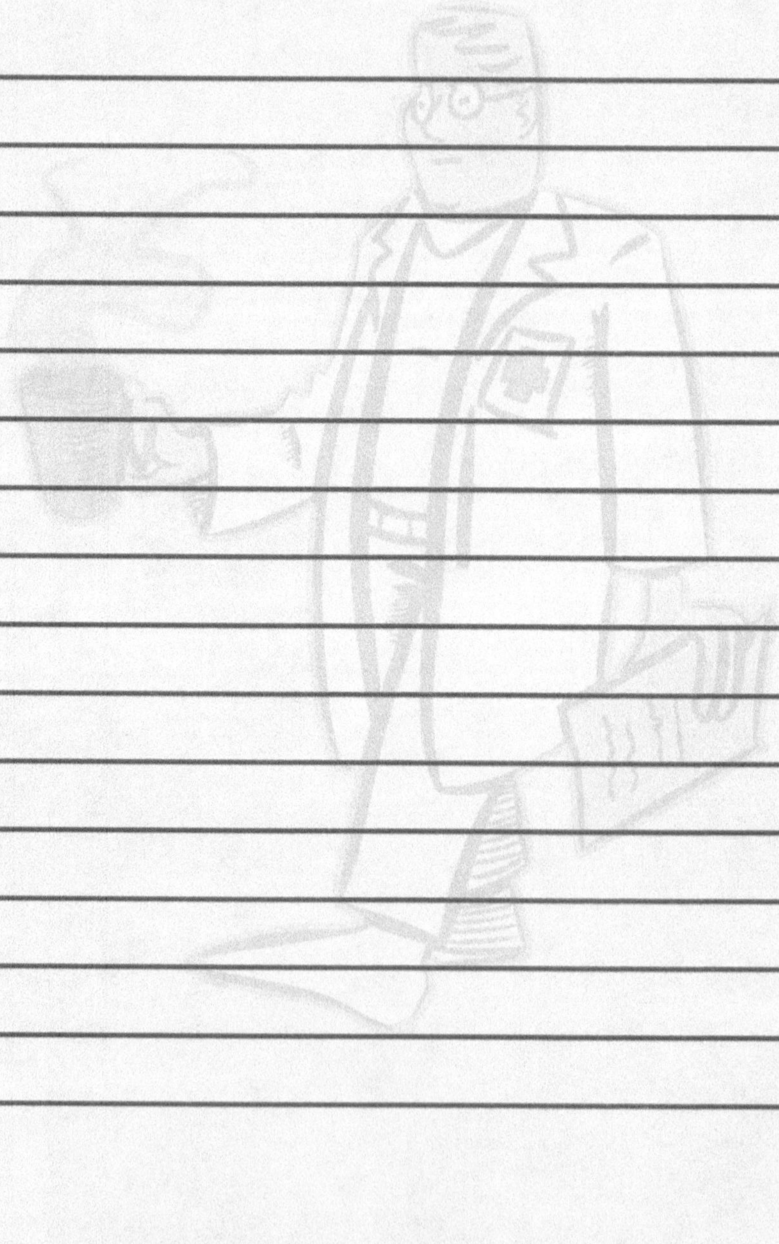

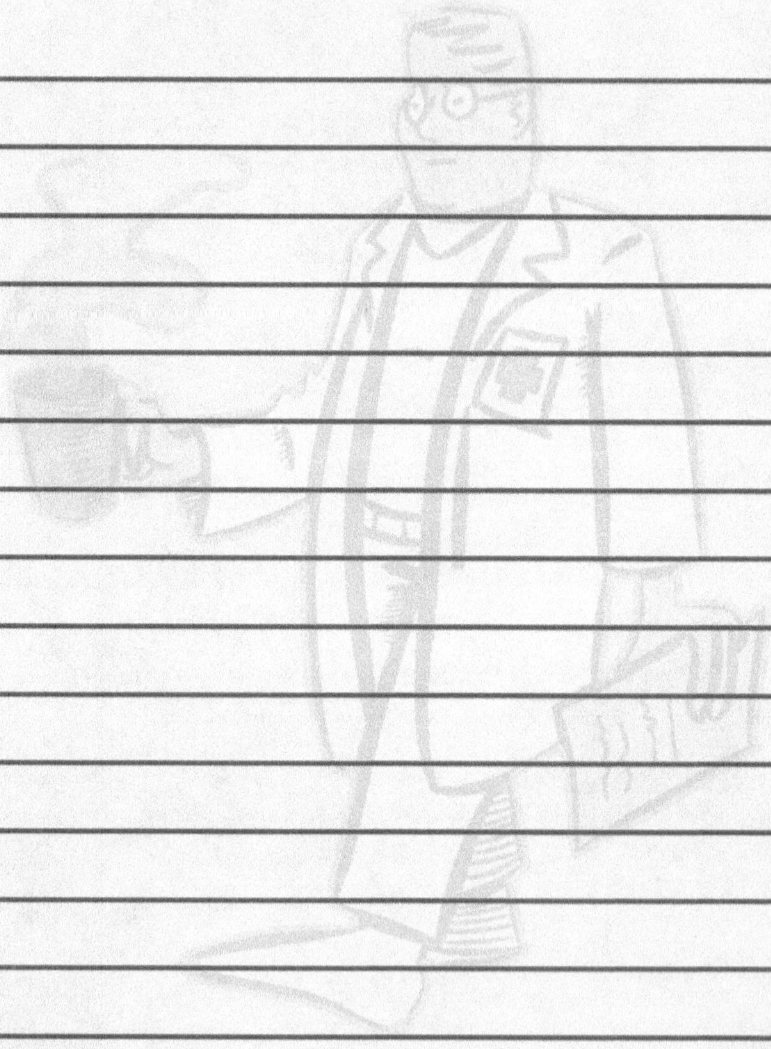

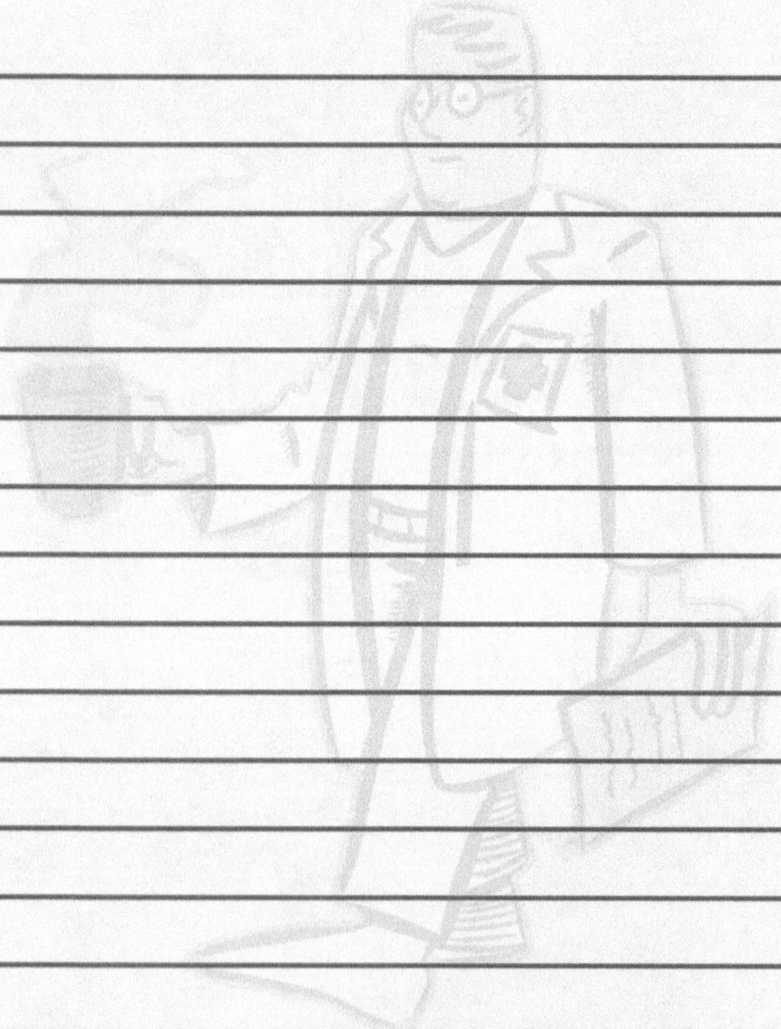

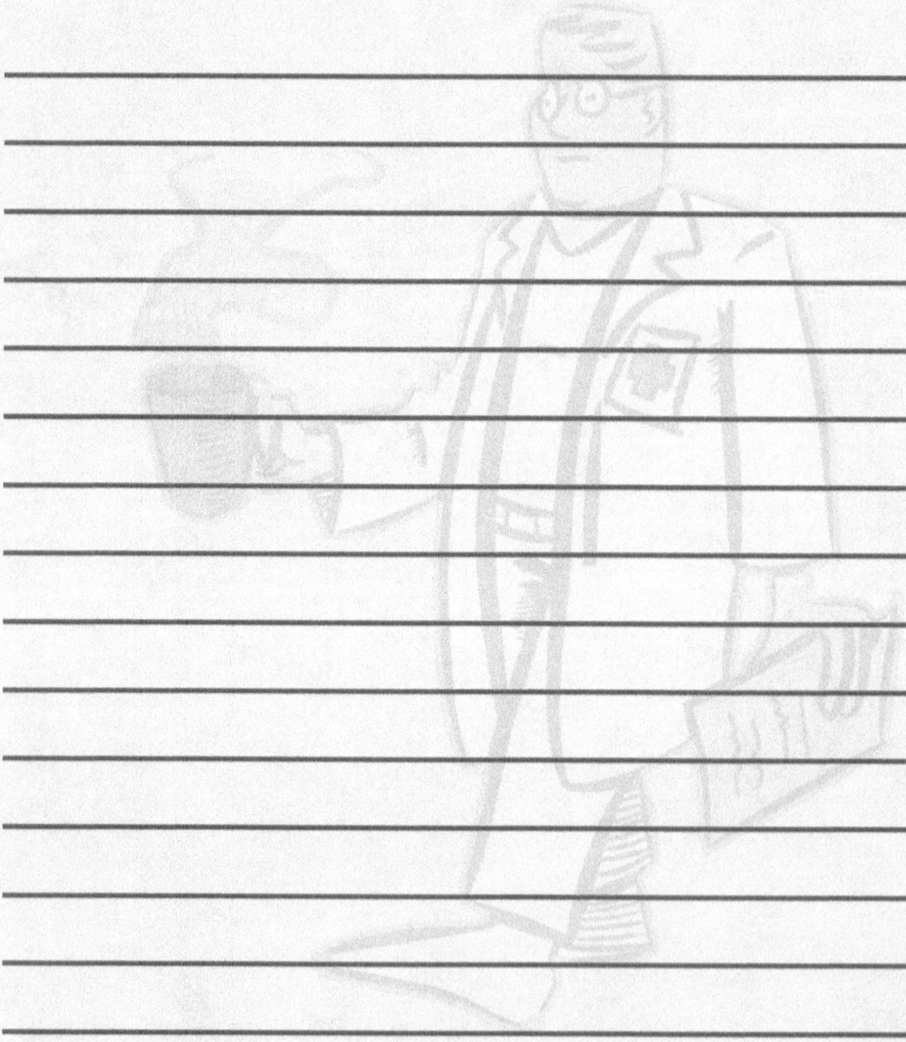

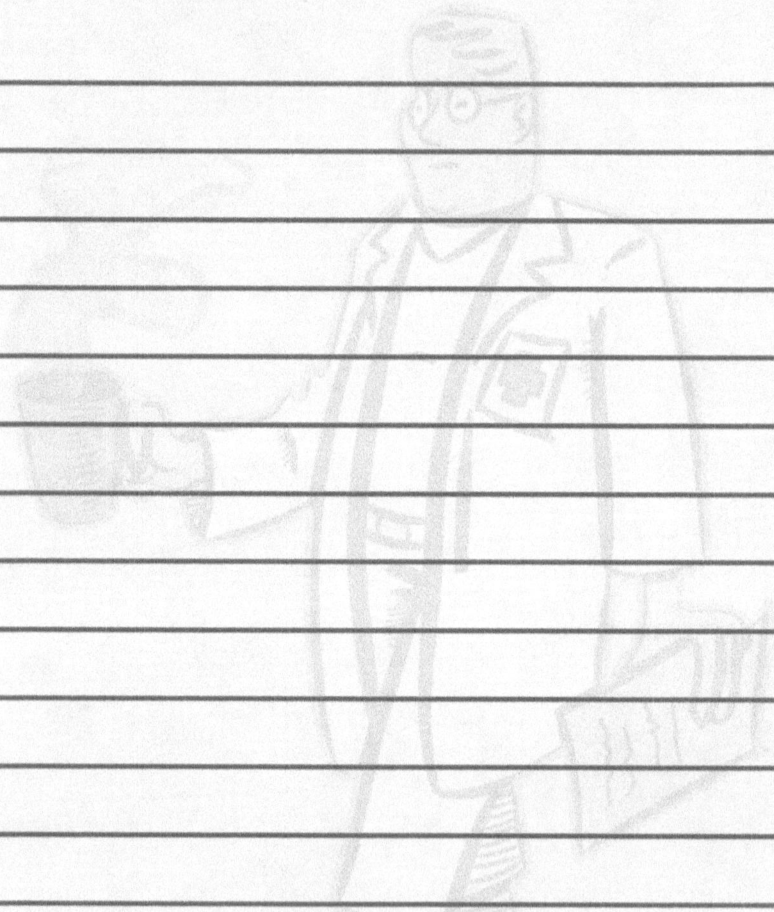

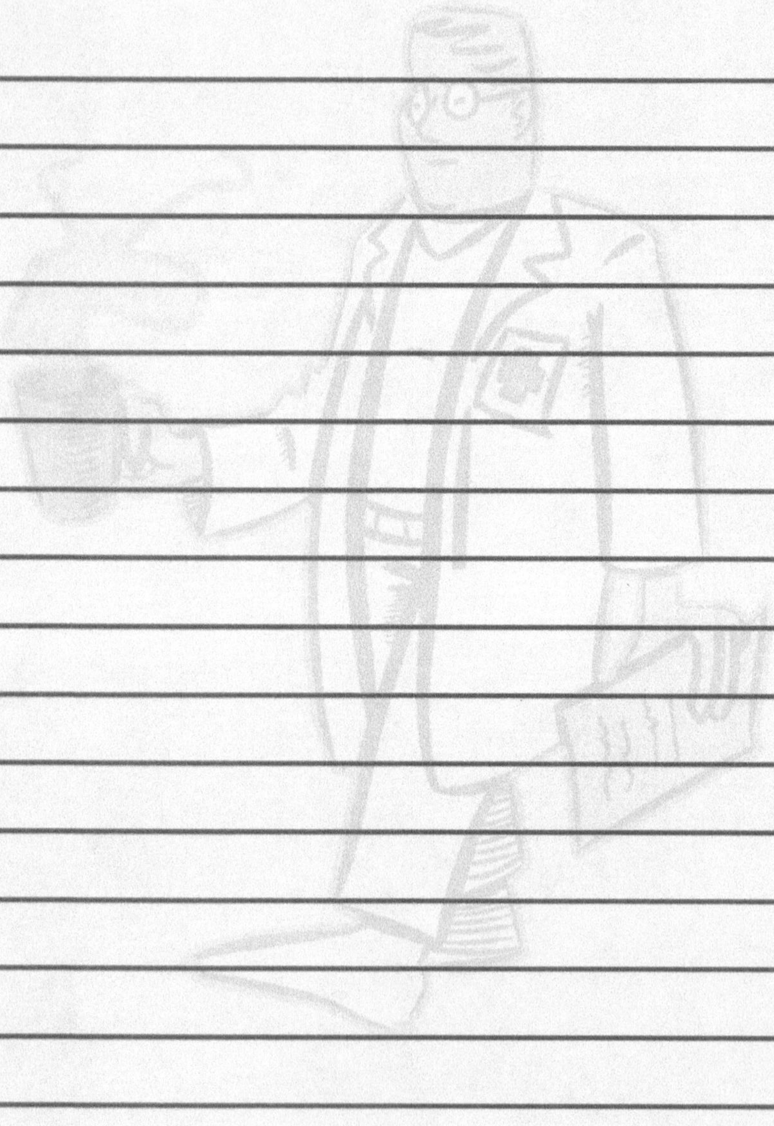

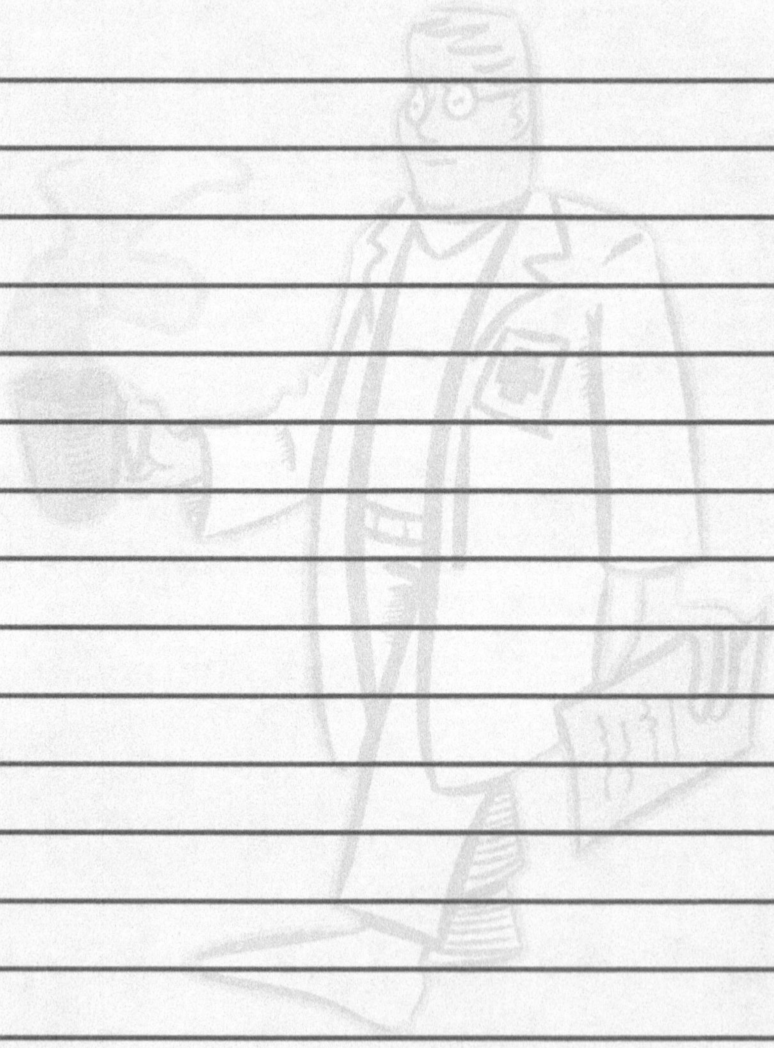

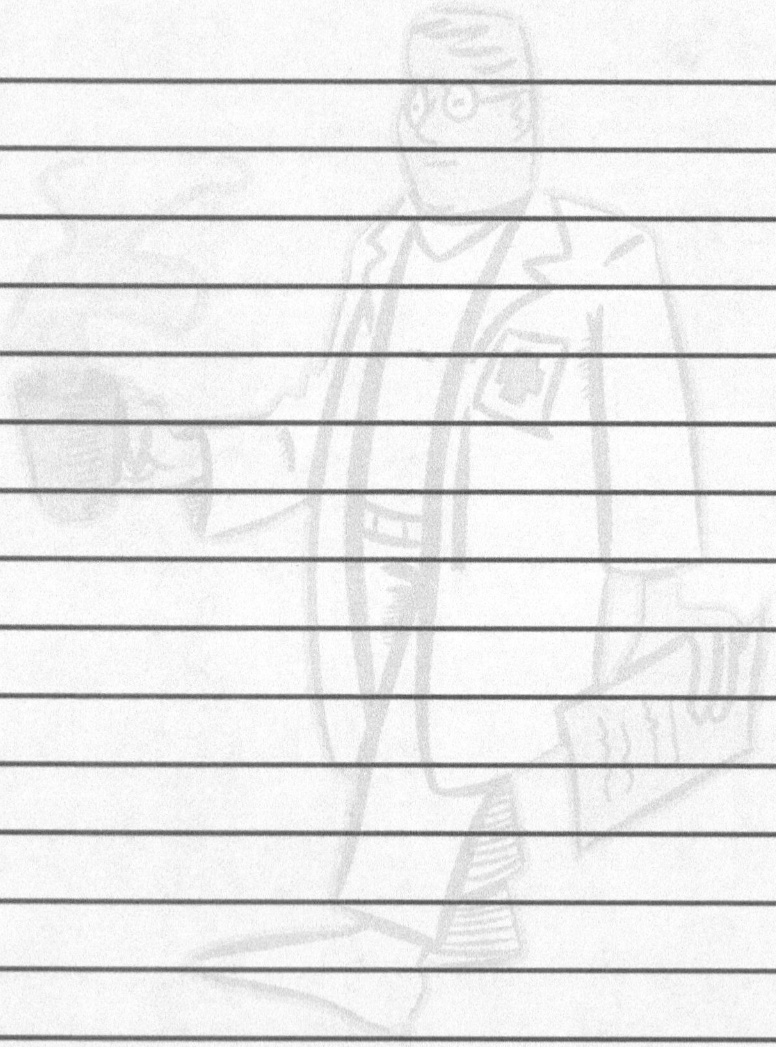

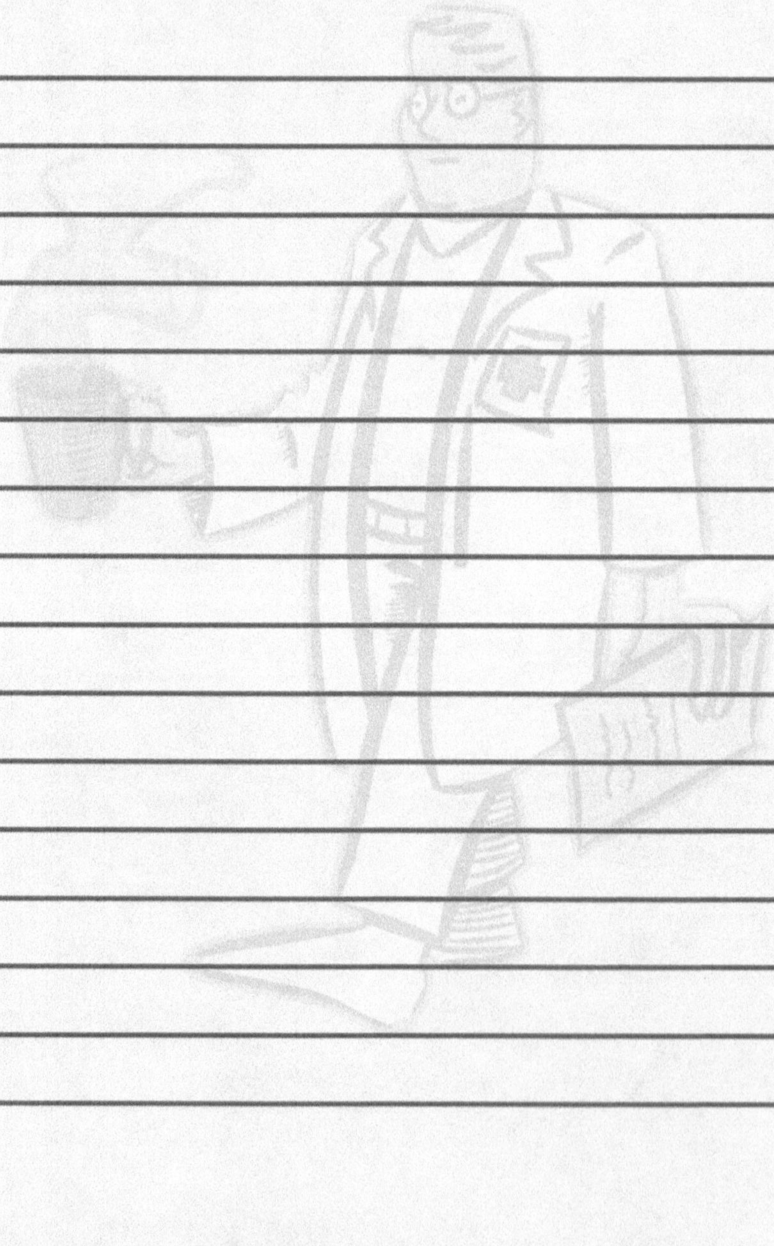

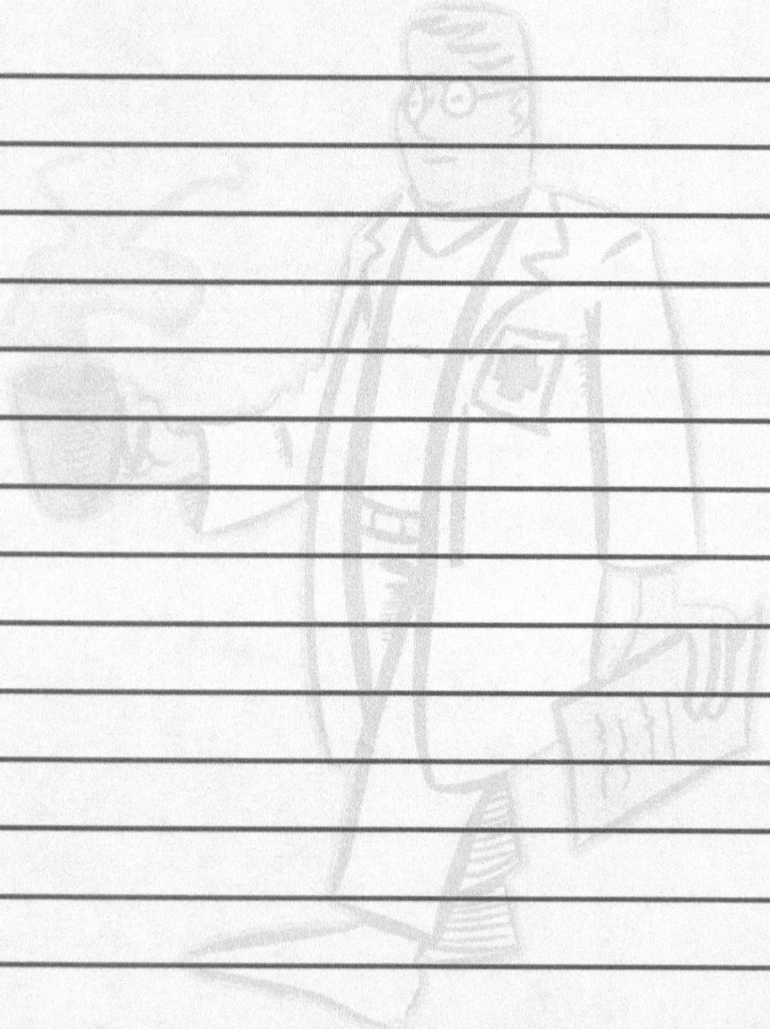

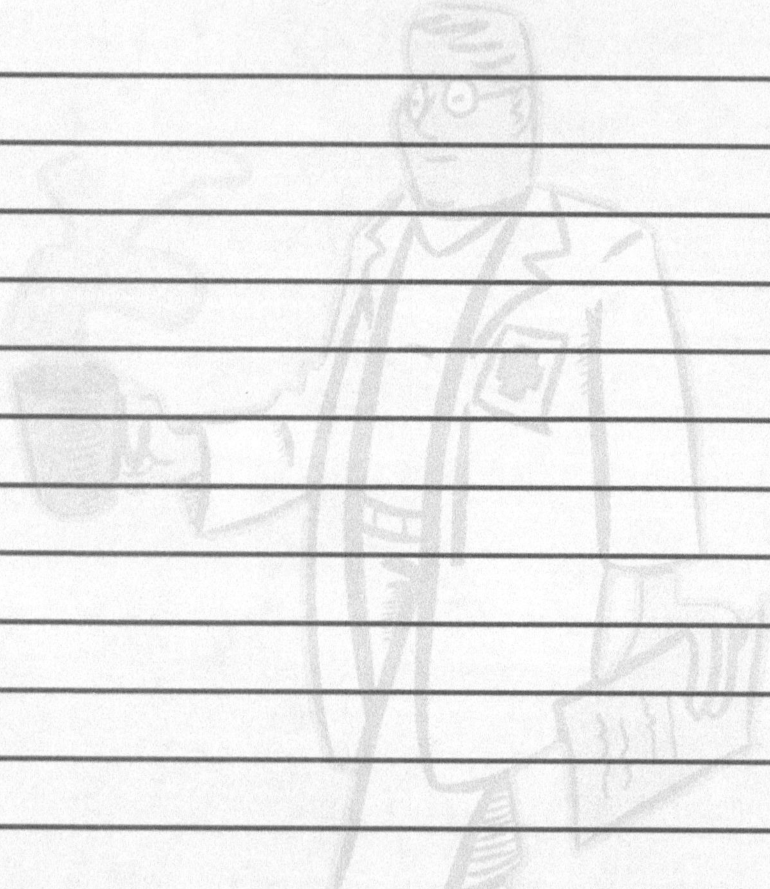

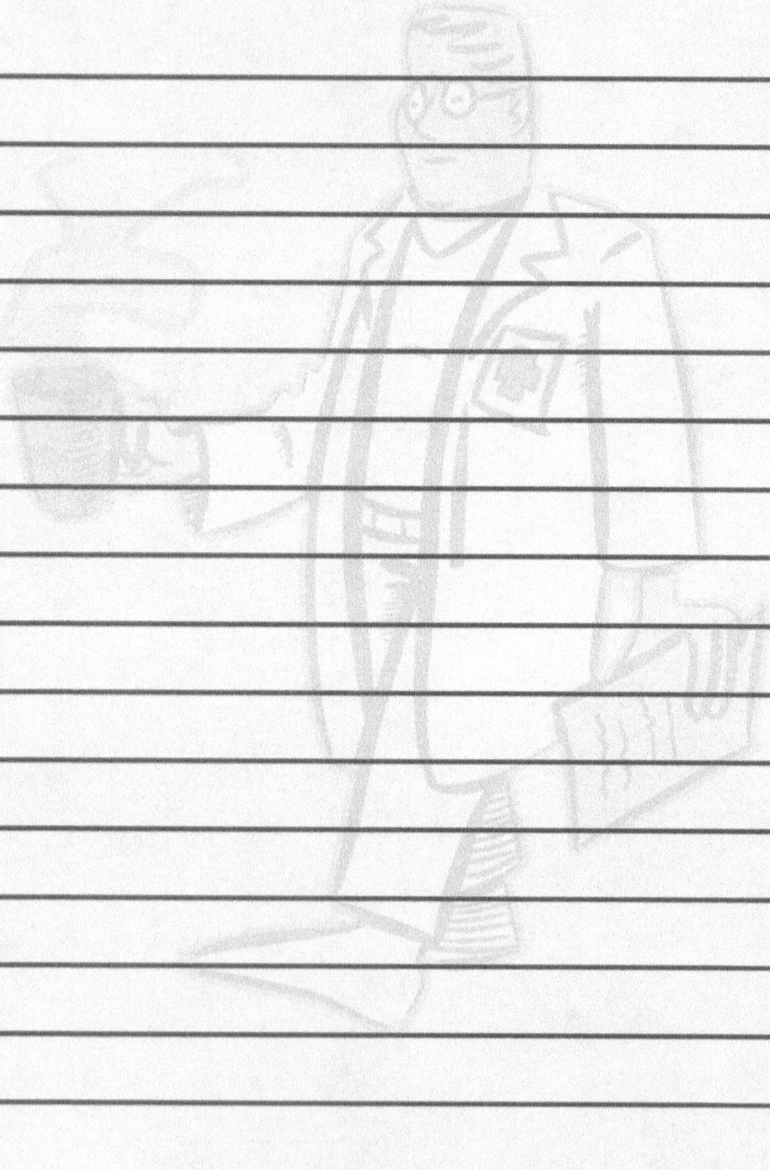

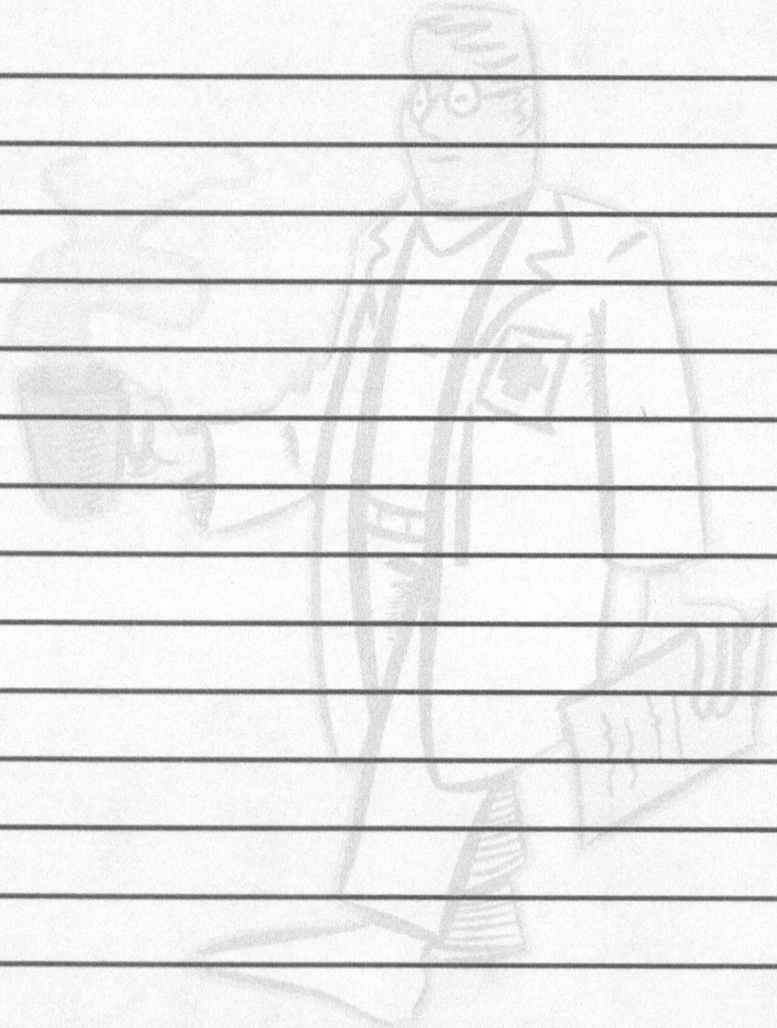

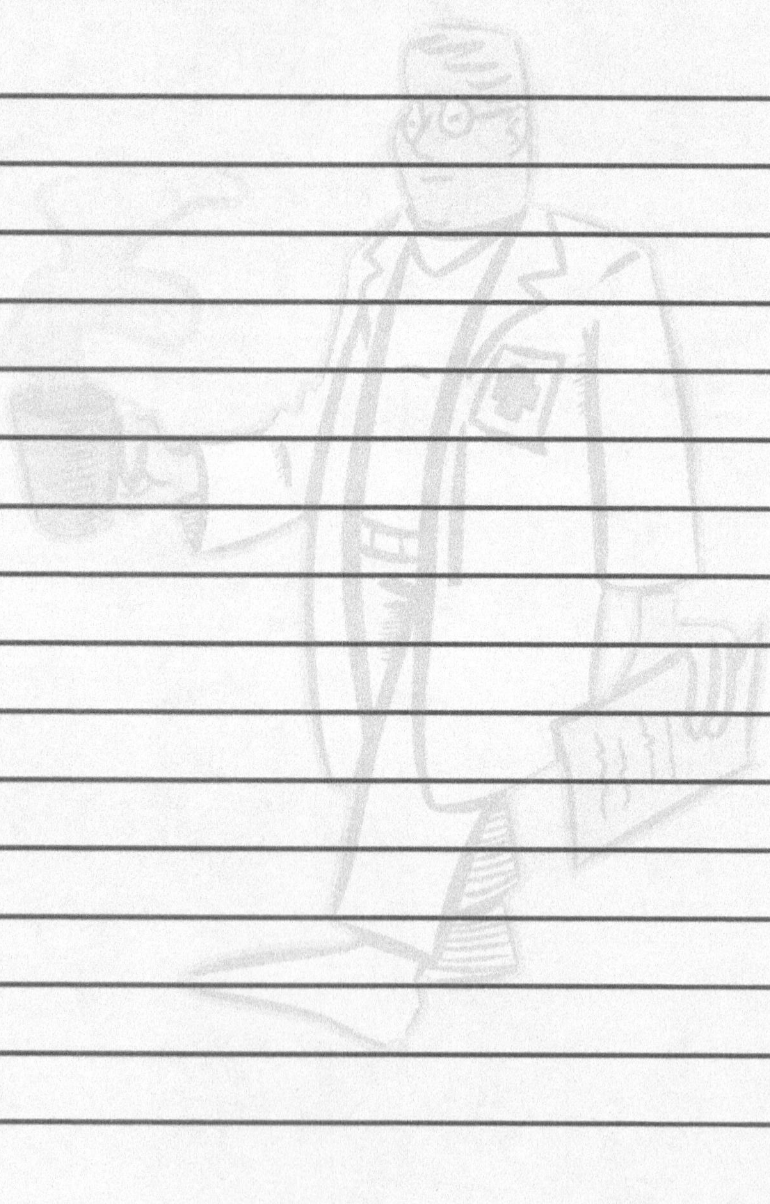

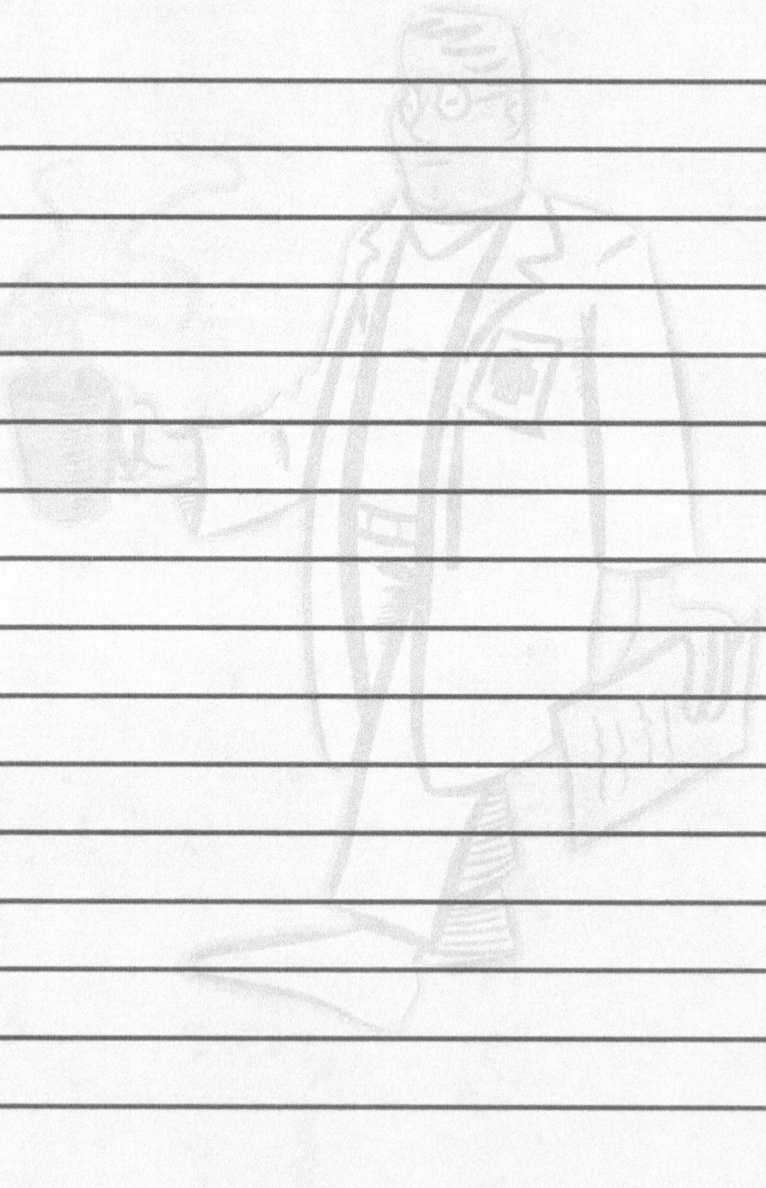

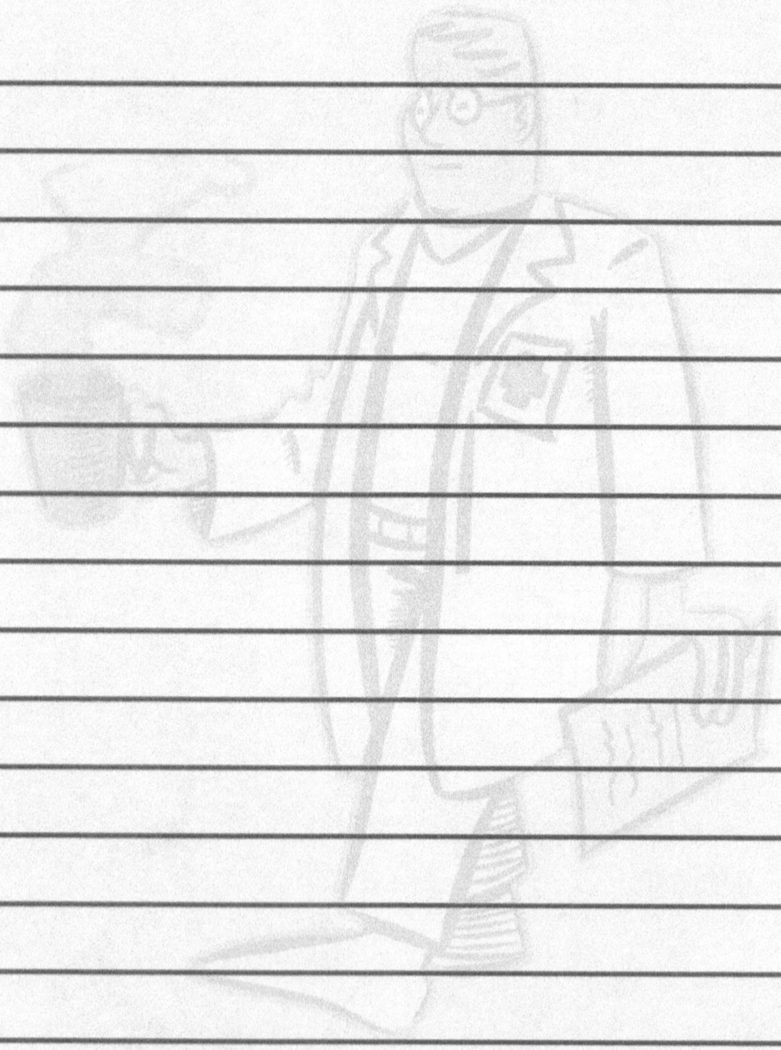

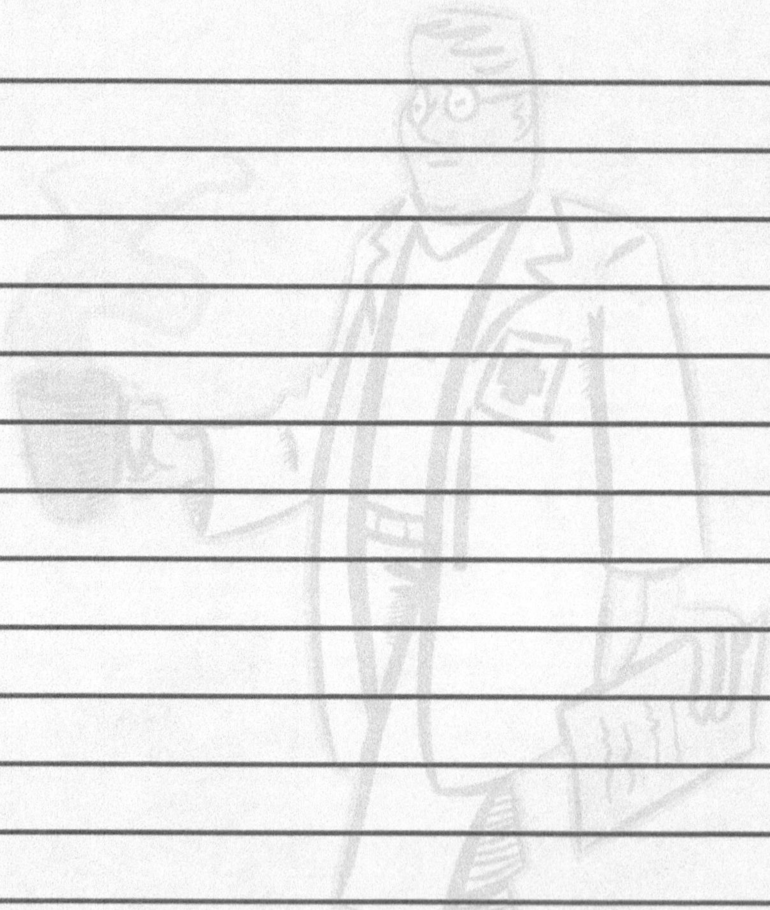

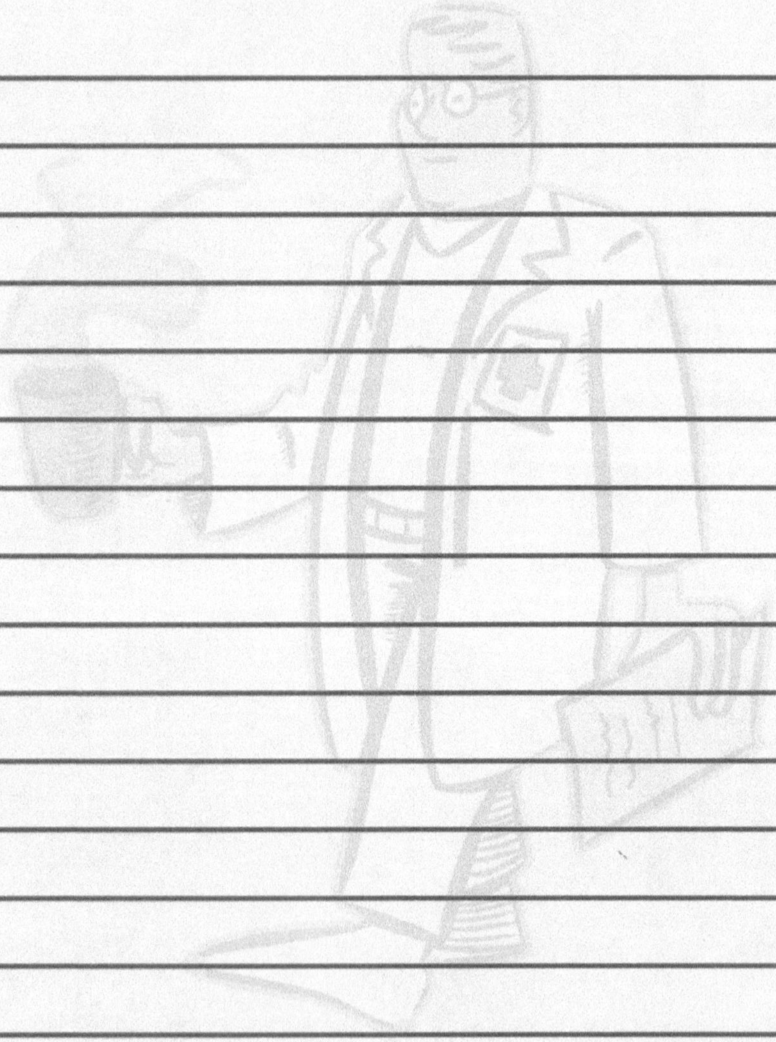

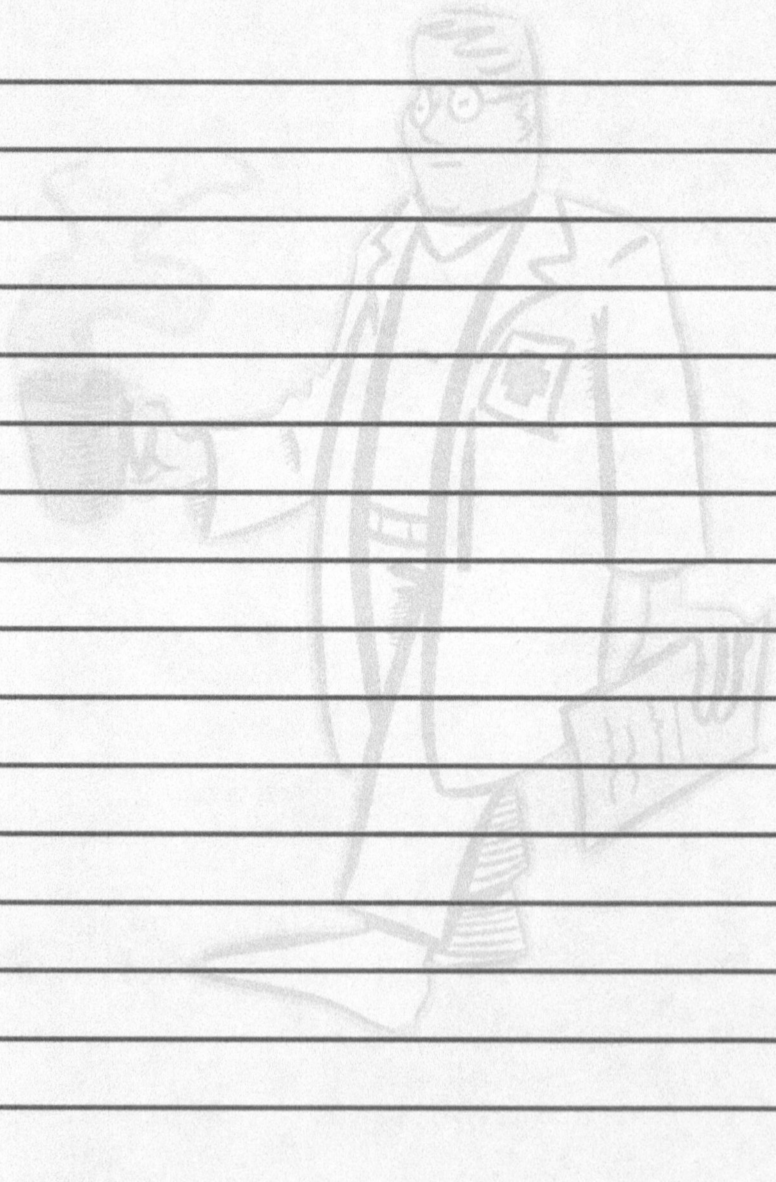

www.ingramcontent.com/pod-product-compliance
Lightning Source LLC
Chambersburg PA
CBHW021831170526
45157CB00007B/2762
* 9 7 8 1 0 9 9 2 4 0 7 4 4 *